MÉMOIRE

SUR

LA CAUSE DE LA CIRCULATION DU SANG

ET SUR

LA CAUSE DE LA CHALEUR INTÉRIEURE CHEZ LES ANIMAUX;

PAR L'AUTEUR DU TABLEAU DE LA NATURE.

BLOIS.

IMPRIMERIE DE LE BISSONNAIS, RUE CHEMONTON, N° 9.

1836.

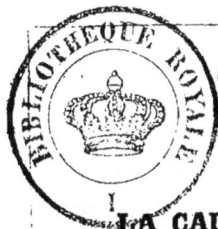

MÉMOIRE

SUR

LA CAUSE DE LA CIRCULATION DU SANG

ET SUR

LA CAUSE DE LA CHALEUR INTÉRIEURE CHEZ LES ANIMAUX ;

PAR L'AUTEUR DU TABLEAU DE LA NATURE.

L'ATMOSPHÈRE joue dans la nature le premier et le plus important des rôles ; c'est par elle que l'univers se maintient en équilibre ; c'est par elle que tous les êtres, sans exception, existent et végètent ; c'est par elle que la sève circule dans le corps des plantes et le sang dans le corps des animaux : nous allons ici considérer l'air atmosphérique comme mobile de la vie des hommes.

L'homme d'une stature ordinaire et moyenne est pressé en tous sens par une masse de vapeurs connue sous le nom d'air, dans laquelle il est plongé ; cette masse d'air exerce contre le corps de l'homme une pression égale à un poids de 36,000 livres, et si les viscères et la capacité de la poitrine de l'homme ne renfermaient pas une certaine quantité d'air qui, par son élasticité augmentée par la chaleur intérieure, contrebalançât la pression extérieure, l'homme serait écrasé et anéanti.

Il ne suffit pas que l'air continuellement aspiré entre dans les poumons pour rafraîchir le sang auquel une partie s'assimile, le rend plus fluide et en augmente l'expansibilité ; il faut encore que, par l'expiration , une grande partie de cet air soit extrait des poumons ; parce qu'en y séjournant trop long-temps il finirait par se vicier , et, loin d'être utile à l'homme , il se convertirait en un germe destructeur.

Ce mouvement continuel d'aspiration et d'expiration est donc essentiel à notre conservation pour le renouvellement fréquent de l'air dans nos poumons.

Ces mêmes mouvements d'aspiration et d'expiration ont encore un autre but tout aussi utile que celui que nous venons de signaler, c'est celui de forcer le sang à circuler dans le corps de tous les animaux.

Au moment où nous faisons un mouvement d'aspiration, l'air extérieur se précipite , par la trachée artère , dans nos poumons, il les distend , les gonfle au point qu'ils soulèvent la capacité de la poitrine , et, en pressant le corps de l'intérieur au dehors , ils serrent le cœur au point de forcer le sang qu'il contenait à se précipiter dans l'artère aorte et dans l'artère pulmonaire qui s'abouchent aux deux ventricules du cœur ; c'est la seule issue qui soit offerte au sang pour s'échapper des deux ventricules du cœur ; ces deux ventricules sont garnis chacun d'une soupape ou valvule mobile qui s'abaissent pour laisser passer le sang librement dans les artères , et le mouvement de réaction qu'il subit en y entrant le ferait rentrer, au moins en partie, dans les ventricules ; mais les deux soupapes, qui se sont abaissées pour laisser passer le sang, s'élèvent lorsqu'il veut rentrer, lui ferment l'issue, ce qui le force de continuer son cours dans les artères, qui le distribuent dans toutes les parties du corps.

Dès que nous avons effectué un mouvement d'aspiration, la capacité de notre poitrine se trouve soulevée, notre corps se trouve distendu en plus d'une quantité égale au volume d'air que nous avons aspiré : nous avons donc, par ce mouvement, refoulé l'air extérieur qui nous environne; mais l'air extérieur, par un mouvement de réaction proportionné à sa masse et à son élasticité, s'appuie sur notre corps, le resserre et nous force, par un mouvement d'expiration, à soutirer ou extraire l'air contenu dans nos poumons, pour le rejeter au dehors : alors il se fait dans notre poitrine un vide égal au volume d'air extrait. L'air extérieur, pressant notre corps du dehors à l'intérieur, force le sang contenu dans les veines à remonter vers l'endroit où le vide a été effectué ; ce vide est donc dans les ventricules du cœur que le mouvement d'aspiration a dégagés du sang qu'ils contenaient, et c'est là que se précipite le sang contenu dans les veines artérielles qui s'en déchargent par les deux oreillettes, lesquelles s'abouchent avec les deux ventricules du cœur où elles le déposent, et ainsi successivement.

A chaque mouvement d'aspiration, le cœur exécute ce que l'on appelle le mouvement de systole, par lequel il se comprime et verse, dans les artères aorte et pulmonaire, le sang qu'il contient.

A chaque mouvement d'expiration, le cœur exécute le mouvement de diastole, par lequel en se dilatant il présente un vide pour recevoir, par l'intermédiaire des oreillettes, le sang que l'air extérieur fait remonter, par l'effet de la pression, dans les veines artérielles.

Au moment de l'aspiration, nous imitons le mouvement

par lequel le piston d'une pompe foulante presse l'eau qui
se trouve dans la partie inférieure de son tuyau, pour le faire
remonter dans le tuyau latéral d'ascension, parce qu'ici l'air
qui entre intérieurement dans nos poumons, par la trachée
artère, presse le cœur et le force à déverser le sang qu'il
contient dans les artères aorte et pulmonaire.

Et au moment où nous faisons un mouvement d'expiration,
nous imitons l'action d'un homme qui soutire l'air d'un
syphon plongé dans un liquide, afin que l'air extérieur qui
s'appuie sur la masse du liquide dans lequel le tuyau est
plongé, force, par son poids, ce même liquide à se précipiter dans le tuyau où le vide a été effectué, parce qu'en fai-
sant le vide dans notre poitrine, l'air extérieur presse notre
corps assez fortement pour forcer le sang contenu dans les
veines à remonter à l'endroit où se trouve un vide, et par conséquent dans le cœur qui s'est dégagé du sang qu'il contenait.

Ainsi donc les mouvements d'aspiration et d'expiration,
les mouvements de systole et de diastole du cœur et la
circulation du sang ont une correspondance ou connexité
parfaite, dépendant de la pression atmosphérique, et l'ordre
ou l'harmonie de l'un ne peut être troublé sans détruire les
deux autres, et il est impossible que leur accord ne soit pas
toujours parfait.

Ce mouvement alternatif et consécutif de l'air de
l'intérieur au dehors et du dehors à l'intérieur fait donc des
animaux de véritables machines à bascule; car, supprimez ce
mouvement de bascule, il n'y a plus de vie, et la machine
est réduite à l'état de matière inerte ou passive; c'est ce que
nous allons démontrer.

1° Soit que l'homme veille, soit qu'il dorme, les mouvements d'aspiration et d'expiration, ceux du cœur et des artères se font avec la même régularité et la même concordance; supprimez l'aspiration, et l'homme meurt : de même un homme bien portant et dans une assiette tranquille a les mouvements d'aspiration et d'expiration, les battements du cœur et des artères ou sinus, réguliers et modérés; mais celui qui est agité par l'effet de la course ou d'un travail pénible a ces mouvements beaucoup plus fréquents, plus prononcés, de manière que, dans toutes les situations de la vie, il y a entre ces mouvements une correspondance parfaite, parce qu'ils ont tous la même cause pour mobile.

2° Lorsqu'un animal a été mis sous le récipient de la machine pneumatique, il cesse bientôt d'exister quoiqu'aucun acte de violence, capable de détruire chez lui les organes de la circulation du sang, ne soit exercé sur son corps, puisqu'il y est au contraire dans un état de liberté ; mais le vide ayant été fait, l'animal n'a plus à sa disposition que l'air contenu dans ses poumons, il fait nécessairement un mouvement d'expiration, il pousse au dehors l'air qu'il renfermait, il cherche en même temps à faire un mouvement d'aspiration, pour procurer à ses poumons l'air nécessaire, mais en vain, puisqu'il ne s'en trouve plus dans le lieu où il est enfermé; le mouvement de systole du cœur ne peut plus avoir lieu, puisque l'animal ne peut plus se procurer l'air nécessaire à la dilatation des poumons et forcer le cœur à déverser dans les artères le sang qu'il contient; le mouvement de diastole devient également impossible, puisque l'animal n'est plus plongé dans une masse d'air dont le poids extérieur puisse assez fortement presser son corps de l'extérieur à l'intérieur pour forcer le sang à remonter vers le cœur. Le mouvement du sang est donc nécessairement arrêté, faute de mobile, et l'animal succombe. Mais, si, avant son refroidissement, on rend cet animal à l'air libre et qu'il lui reste assez de force pour faire un seul mouvement d'aspiration, la machine est remise en jeu, et l'animal rendu à la vie.

On voit ici avec la dernière évidence que l'air est de l'essence de la vie, non pas précisément comme matière alimentaire, mais bien comme mobile de la vie, puisque le défaut d'air arrête la circulation du sang et, par conséquent, brise le ressort de la vie.

Comme une partie de l'air que nous aspirons entre dans nos poumons et se mêle avec le sang, on voit donc combien il est important de respirer un air pur. Le même air ne peut pas servir deux fois à la respiration sans nuire à ceux qui l'aspirent ; il est donc très prudent de ne pas rester trop long-temps dans des appartements hermétiquement fermés : une grande liberté dans la circulation de l'air que nous respirons est donc très nécessaire, puisque l'air expiré est vicié ; en l'aspirant une seconde fois, il doit nécessairement vicier le sang auquel il s'assimile, et les conséquences peuvent en être d'autant plus graves, que souvent on se trouve dans le cas d'aspirer l'air que des personnes malsaines ont expiré.

3° Dans la strangulation l'homme meurt promptement, parce que, l'aspiration étant supprimée, le corps n'éprouve plus que la pression extérieure, le sang est poussé avec violence des veines aux oreillettes du cœur ; mais, comme les ventricules n'ont pu se dégager du sang qu'ils contenaient faute de l'introduction de l'air du dehors à l'intérieur, ils ne peuvent plus recevoir le sang contenu dans les oreillettes; le mouvement du sang est supprimé et suivi de la mort.

4° Un noyé se trouve dans le même cas, lorsqu'il est plongé dans l'eau : il fait un mouvement d'aspiration pour se procurer l'air nécessaire au mouvement du cœur, mais il n'aspire qu'un peu d'eau qui ne peut arriver jusqu'à ses poumons, parce que l'air intérieur s'y oppose ; en vain il fait effort pour opérer un mouvement d'expiration, la masse d'eau dans laquelle il est plongé s'y oppose ; alors le mouvement du sang et par conséquent la vie sont supprimés. Si avant le refroidissement du sang, l'être est retiré de l'eau, en le plaçant la figure en bas, qu'on le frappe sur les reins par de légers coups, on pourra lui faire rendre l'eau qu'il se trouvera avoir avalée, et si, par ce procédé, on peut parvenir à lui faire faire un seul mouvement d'aspiration, il sera rendu à la vie.

On pourrait nous objecter que le sang circule dans le corps d'un enfant dans le sein de sa mère, et que cependant cet enfant est totalement privé du contact de l'air; nous répondrons que chez le fétus les mouvements de systole et diastole n'existepas, que la circulation du sang s'effectue par l'intermédiaire du trou botal qui existe alors au milieu du cœur, que le trou botal correspond, par le moyen des artères, au cordon ombilical, que le cordon ombilical, qui tient à l'enfant, est plongé dans le bain de la mère, qui peut extraire l'air que contient nécessairement le liquide qui compose le bain, que d'ailleurs ce cordon étant soudé au col de la matrice, il peut extraire du dehors assez d'air pour faciliter la circulation du sang, et que le mouvement de systole et diastole du nouveau né ne s'établit qu'au moment où l'enfant a fait un mouvement d'aspiration capable de dilater sa trachée artère et d'introduire de l'air dans ses poumons; dès que les poumons sont mis en jeu le trou botal cesse ses fonctions et se bouche, et les mouvements de systole et diastole s'établissent pour ne plus cesser qu'avec l'existence de l'être.

On nous objectera encore que le sang circule dans les poissons comme chez les autres animaux, quoiqu'ils vivent sous l'eau et soient étrangers au contact de l'air ; nous avons à répondre que tous ceux des poissons qui sont au-dessous de la classe des cétacées n'ont point les organes de la circulation du sang conformés comme ceux des autres animaux, et que chez eux le cœur n'exécute point les mouvements de systole et diastole ; que ces poissons, c'est à dire les petits poissons, sont de tous les animaux ceux qui ont le moins de sang, proportion gardée avec leur volume ; que par conséquent ils sont les plus froids de tous, et que chez eux la circulation du sang est à peine sensible ; que d'ailleurs ils ne se passent pas absolument d'air, puisque leurs branchies, qui leur tiennent en même temps lieu de poumons, sont des organes qui, en palpant l'eau, l'analysent, en soutirent la petite quantié d'air que l'eau contient toujours , en font passer une partie dans leurs vessies natatoires et le surplus se mêle à leur sang que cet air fluidifie et rend plus propre à la circulation ; qu'au surplus les mouvements qu'ils font en palpant l'eau peuvent presser assez fortement leurs branchies pour exciter le mouvement du sang.

Il est tellement vrai que l'air contenu dans l'eau est nécessaire aux poissons, ainsi que la pression extérieure de l'atmosphère, que si l'on plonge des poissons dans une masse d'eau

dont on a soutiré l'air, et renfermés dans un vase où le vide a
été effectué, les poissons y meurent très promptement.

Les cétacées, qui sont les plus grands des poissons et qui
ont besoin, pour exciter le mouvement d'une plus grande masse
de sang, du concours de l'air extérieur, ont les organes
de la circulation du sang conformés comme ceux des animaux terrestres : ils ne peuvent rester sous l'eau que momen-
tanément, et sont presque toujours à la surface de l'eau où
ils aspirent l'air par leurs évents.

Les oiseaux, en général, sont, parmi les animaux, ceux qui
ont le plus de sang, proportion gardée avec leur volume, et
ceux chez lesquels la circulation est la plus rapide, et surtout
ceux qui passent une partie de leur vie en l'air ; parce que,
s'élevant au-dessus de la partie inférieure de l''air qui est la
plus épaisse, ils aspirent un air plus fluide et leurs mouvements excitent de plus fréquentes aspirations; aussi les pulsations du cœur chez eux sont-elles d'une rapidité éton-
nante.

Pendant l'état de torpeur des animaux qui y sont sujets, les
mouvements d'aspiration ne sont point totalement supprimés, mais aussi les mouvements de pulsation sont presque
nuls et sont toujours proportionnés aux mouvements d'aspiration.

Il ne suffit donc pas, pour l'existence des animaux, que le
mouvement d'aspiration soit libre et alimenté d'air en quantité
suffisante pour comprimer le corps de l'intérieur au dehors et
exciter le mouvement de systole, il faut encore qu'ils soient
plongés dans une masse d'air dont le poids soit capable de comprimer le corps du dehors à l'intérieur et exciter le mouvement

de diastole. Sans le concours simultané de ces deux circons-
tances, il ne peut y avoir ni mouvement ni vie.

Le mouvement de systole du cœur est au mécanisme animal; ce que le mouvement du balancier d'une pendule est au
mécanisme de la pendule ; supprimez pour un instant le mouvement du balancier d'une pendule, toute la machine est ar-
rêtée, il n'y a plus de mouvement.

Supprimez pour un instant les mouvements de pulsation du
cœur, il n'y a plus de vie, le mécanisme animal est arrêté.

Le mouvement de systole est donc réellement le balancier,
le principal ressort de la vie ; c'en est le régulateur indispensable et par excellence : le mouvement de systole régularise
la circulation du sang ; les soupapes ou valvules remplissent
les fonctions de la roue d'échappement ; sans cela le sang,
par l'effet de la pression extérieure, serait totalement poussé
dans les artères aorte et pulmonaire, la veine artérielle serait vidée en un instant, et le mécanisme de la vie serait
arrêté ; mais, comme la matière n'est pas susceptible de
mouvement par elle-même, il faut qu'une puissance
étrangère la mette en action. L'architecte suprême, si ingé-
nieux en tout, ne pouvait, pour notre conservation, nous
munir d'un ressort intérieur qui mît constamment la machine en jeu, ce ressort eût eu besoin d'être remonté sans
cesse et formé d'une matière différente de celle qui nous
constitue, il lui eût fallu d'autres moyens : mais il a trouvé
ce ressort dans la combinaison des éléments et principalement
dans le fluide dans lequel nous sommes plongés, et qu'il a su
mettre en jeu avec un art qui ne pouvait émaner que de lui.
Ce qu'il y a de plus admirable encore, c'est que du jeu de l'air,

non seulement résulte le mouvement de la machine entière, mais encore ce même fluide en s'immisçant au sang et en circulant avec lui, porte dans toutes les parties du mécanisme un rafraîchissement salutaire et indispensable.

Tous les êtres animés, sans exception, même les végétaux, sont de véritables machines à vapeur, c'est à dire que tout est mis en action par le seul effet de la pression atmosphérique; l'univers dans son ensemble est soumis à la même loi : le tout est régi et gouverné selon les principes les plus rigoureux des lois de la physique et de la mécanique! Quelle immensité de vues! quelle profondeur de génie ne fallait-il pas à l'auteur de la nature pour avoir su, dans cette multitude infinie d'êtres, varier les ressorts et les moyens autant que les êtres le sont eux-mêmes et partout obtenir le même résultat, arriver aux mêmes fins !

DE LA CAUSE DE LA CHALEUR INTÉRIEURE
CHEZ LES ANIMAUX.

Il ne suffisait pas au créateur de nous avoir pourvus avec une sagesse admirable des organes de la respiration, organes qui agissent à notre insu et même malgré nous, qu'il résultât de leur action un renouvellement fréquent d'air dans nos poumons ou il s'en assimile une partie au sang qu'il rafraîchit et fluidifie pour en augmenter l'expansibilité et la facilité de la circulation.

Ce n'était pas assez que le mouvement de l'air dans l'intérieur forçât notre sang à circuler continuellement dans toute l'habitude du corps par des routes disposées avec tant d'art.

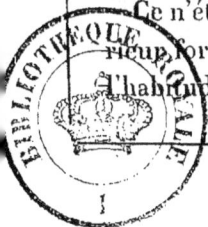

Ce mécanisme si compliqué dans ses moyens l'était aussi
dans le but que s'était proposé l'Auteur Suprême ; car,
indépendamment des effets que nous venons de signaler, le
mouvement du sang avait encore pour objet d'exciter la
chaleur intérieure dans les êtres animés.

Dans l'homme, le cœur se contracte environ 5,600 fois
par heure, 66 fois par minute, tantôt plus, tantôt moins,
selon la constitution et la disposition du sujet.

A chaque mouvement de systole ou de contraction du
cœur, ce viscère envoie environ une once de sang dans les
artères, en sorte que, terme moyen, un homme ayant 25 livres
de sang, ce fluide passe dix fois par heure dans toute
l'habitude de son corps, c'est à dire qu'il revient dix fois par
heure passer dans le cœur ; il faut donc que le sang circule
avec une grande rapidité dans les veines et dans les artères.

Cette rapidité continuelle du mouvement du sang jointe au
frottement qu'il éprouve incessamment en passant dans les
artères pour se distribuer dans le corps, et dans les veines
pour revenir dans le cœur, l'agitent au point qu'il devient
chaleureux et même à un très haut degré, puisque la chaleur
ordinaire du sang dans le cœur fait monter le thermomètre
de 50 à 55 degrés au-dessus de zéro, quelque soit d'ailleurs
le degré thermométrique de l'atmosphère dans lequel se
trouve l'individu.

C'est là réellement la cause et la seule cause de la chaleur
intérieure dans les animaux ; en voici la raison :

Toutes les matières, sans exception, acquièrent, par le
frottement, un degré de chaleur sensible : l'eau comme
les autres fluides sont soumis à la même loi ; le navigateur

Phips a observé au milieu des glaces polaires que l'eau s'é-
chauffait sensiblement lorsqu'elle était violemment agitée par
la tempête ; Platon , avant lui , avait fait la même remarque.

L'eau qui bout dans une chaudière s'échauffe, non pas
parce qu'un fluide , connu sous le nom de calorique, lui
communique sa chaleur, parce que ce fluide n'en a aucune par
lui-même , mais bien parce que ce fluide , assez subtil pour
traverser la texture de la chaudière, s'introduit dans l'eau , et
en la traversant avec vitesse , il en heurte les molécules qu'il
met en action, ces molécules d'eau à leur tour, continuellement
agitées par le fluide calorique , se heurtent avec plus ou moins
de vitesse , et finissent par acquérir un degré de chaleur
toujours proportionné à l'état d'agitation dans lequel elles
se trouvent.

Qu'un homme bien portant et dans une assiette tranquille
de corps et d'esprit soit placé dans un lieu où la température
soit égale à zéro , qu'il s'y tienne pendant plusieurs heures
de suite , que l'on ait soin de constater la vitesse des pulsations
des sinus ou artères au moment où il se placera , et que l'on
fasse la même remarque au moment où il quittera ; on verra
que le corps de cet homme se sera graduellement refroidi, à
mesure qu'il aura continué de demeurer dans l'inaction et que
les battements du cœur et des sinus se seront graduellement
ralentis d'intensité et de vitesse dans les mêmes proportions
que le refroidissement du corps ; les mouvements d'aspiration
et d'expiration auront été de même en décroissant; de manière
que quand cet homme commencera à se plaindre du froid , les
mouvements d'aspiration et d'expiration et les pulsations du
cœur et des artères seront presque insensibles.

Qu'un homme également bien portant et bien constitué soit placé dans le même lieu que le précédent, mais qu'au lieu de s'y tenir tranquille, il s'y applique à un travail qui exige l'emploi de toutes ses facultés physiques, on verra bientôt qu'au lieu de s'y refroidir lentement il s'y échauffera graduellement, parce qu'à chaque effort qu'il fera pour l'exécution de son travail, le mouvement d'expiration résultant de chaque tension des nerfs sera bien plus abondant que si cet homme était resté tranquille ; ce mouvement soutirera tout l'air contenu dans les poumons de l'individu, le sang sera poussé des veines dans le cœur ; l'instant qui suivra ce mouvement d'expiration nécessitera un mouvement d'aspiration qui deviendra proportionné au mouvement d'expiration ; le sang sera chassé du cœur avec violence ; les deux mouvements de systole et diastole s'activeront graduellement, et cet homme, au lieu de se refroidir comme le précédent, s'échauffera très sensiblement, et toujours de plus en plus à mesure qu'il continuera d'exercer son corps au genre de travail qu'il a commencé.

Ces deux hommes dans la même position, n'ayant pas reçu plus de chaleur extérieure l'un que l'autre, éprouveront en même temps chacun une sensation très opposée, puisque l'un se refroidira sensiblement, tandis que l'autre s'échauffera graduellement dans les mêmes instants. La déperdition de chaleur dans celui qui est tranquille ne provient certainement que du défaut de mouvement de son corps et du ralentissement de la circulation du sang, tandis que l'augmentation de chaleur dans l'autre ne provient que de l'accélération du mouvement du sang occasionée par les mouvements du corps.

Ils n'ont certainement dû cette différence de sensation qu'à la manière dont chacun d'eux a mis l'air atmosphérique en jeu. En observant celui qui est resté tranquille, on verra que ses aspirations et expirations sont si peu abondantes qu'à peine ils ébranlent la capacité de la poitrine et que les pulsations du cœur et des artères sont très lentes et faibles.

Tandis que la poitrine de celui qui travaille sera fréquemment ébranlée et agitée, on entendra fréquemment ses mouvements d'aspiration et d'expiration, les pulsations du cœur et des artères seront précipitées et très intenses, en prêtant même l'oreille attentivement on entendra les battements du cœur qui coïncideront avec les mouvements de la poitrine.

Un homme endormi s'échauffe, parce que les mouvements d'aspiration et d'expiration se continuent comme si l'homme veillait, le sang circule avec assez de précipitation pour occasioner la chaleur intérieure; mais supprimez l'aspiration, il n'y aura plus ni chaleur, ni mouvement, ni vie.

Les fièvres, soit régulières, soit intermittentes ou périodiques, sont à chaque accès ordinairement précédées d'un moment de crise connu sous le nom de frisson; notre corps dans ce moment nous semble glacé; nous tremblons, nous sentons un malaise indéfinissable. Quelle est la cause de cette situation pénible? Au moment du frisson tout le genre nerveux se contracte, le corps se resserre, se comprime, nous faisons beaucoup plus de mouvements d'expiration que d'aspiration, le sang cesse de circuler vers les extrémités, il se reporte au cœur qui, ainsi que les poumons, se trouvent engorgés, les poumons par l'excès du sang qu'ils contiennent se trouvent gonflés au point de ne pouvoir plus recevoir l'air extérieur, ils ne peuvent plus que faiblement exciter les mouvements de systole et diastole, la circulation du sang se trouve donc considérablement ralentie, le malaise continue, et nous nous sentons les extrémités glacées tant que le sang cesse d'y circuler.

Si, au moment où le frisson se fait sentir, l'être affecté avait soin de se frotter le métacarpe et le métatarse, plus vulgairement connus sous le nom de plante des pieds et paume des mains, sur un corps le plus chaud qu'il lui serait possible de le supporter et d'exciter un mouvement vibratoire ou de chatouillement aux nerfs de la plante des pieds ou de la paume des mains pendant un temps plus ou moins long, il est certain qu'il rappellerait la circulation aux extrémités, le cœur et les poumons se dégorgeraient du sang superflu, l'air extérieur aurait un plus libre accès dans les poumons qui reprendraient leur fonction ordinaire, et la libre circulation du sang serait rétablie.

Dans le moment qui suit le frisson, les poumons finissent par se dégorger lentement, le mouvement d'aspiration devient ainsi que le mouvement d'expiration beaucoup plus fréquent que chez l'homme dans une assiette ordinaire, la circulation du sang se rétablit, s'accélère dans la même proportion que les mouvements d'aspiration et d'expiration, la chaleur accroît graduellement au point que l'être devient brûlant sur toutes les parties de son corps.

Il est évident que l'excès de froid éprouvé pendant la durée du frisson n'est occasioné que par le défaut de circulation du sang, et que l'excès de chaleur éprouvé plus tard ne vient

que de l'accélération du mouvement du sang occasioné par
de plus fréquentes et abondantes aspirations et expirations.

Les mouvements d'aspiration et d'expiration, les mouvements de systole et diastole et le degré de chaleur dans les
animaux ont donc une connexité parfaite et se correspondent
toujours; le tout résulte certainement de l'action intérieure
et extérieure de l'air, sans lequel il ne peut y avoir ni vie, ni
mouvement, ni chaleur. C'est donc du mouvement que
résulte la chaleur et non du feu, puisque le feu n'est lui-
même que le résultat d'un mouvement violent, et qu'il
n'occasione la chaleur que parce qu'il accélère le mouvement.

Qu'est-ce donc que la chaleur ?

La chaleur n'est réellement que le mouvement combiné, c'est
à dire un mouvement d'action et de réaction qui agite, tour-
mente et irrite la matière.

Toutes les fois que la matière sera laissée dans un état d'i-
nertie ou de repos absolu, si elle ne reçoit aucune chaleur extérieure, elle n'en fera aucunement sentir, parce que toutes les molécules de cette matière se tiendront à leur place;
mais si cette matière est agitée, tourmentée et poussée
hors son état de repos et que dans son mouvement elle puisse
se heurter, se presser en différents sens et avec vitesse, elle
acquerra de la chaleur; la chaleur ou la matière en état de
mouvement sont donc synonymes.

Pourquoi le feu est-il chaud? c'est parce que le feu est la matière
en état de volatilisation et dans l'état de la plus violente agitation possible. Cette matière qui forme le feu est alors tellement agitée et heurtée qu'elle se dissout, et ces molécules dans
leur dissolution se divisent en parcelles de la plus grande té-

nuité possible, raison seule pour laquelle le calorique pénètre tous les corps; ces parcelles, au moment de leur dissolution, s'écartent, se dispersent avec violence, et, en pénétrant les corps qu'elles rencontrent, elles y circulent avec rapidité, les mettent eux-mêmes en état d'agitation et souvent de dissolution, c'est cette même agitation que l'on nomme chaleur.

Lorsque le sang d'un animal quelconque est dans un grand état d'agitation, sa propre matière se dilate, les parcelles les plus volatiles s'écartent de la masse, elles pénètrent à travers le tissu des veines et de la chair, elles agacent les fibres qu'elles heurtent et leur causent des secousses ou ébranlements proportionnés à leur vitesse, et ce sont ces mêmes secousses qui en ébranlant la machine dans toute sa masse, font sentir ce que l'on appelle la chaleur, et qui n'est réellement que le mouvement intérieur.

Ce mémoire était destiné à rester manuscrit; mais ayant été communiqué à plusieurs habiles médecins de la capitale, ils ont fortement engagé l'auteur à le faire imprimer, parce que, ont-ils dit, les jeunes gens y gagneront certainement beaucoup: si effectivement la lecture de ce mémoire peut être utile aux personnes qui se destinent à l'étude de la physique, de la médecine et de la chirurgie, c'est avec plaisir que nous faisons le sacrifice des frais de son impression.

L'an dernier, lorsque le choléra portait la désolation dans plusieurs contrées de la France, nous fîmes une notice sur les moyens de se garantir des atteintes de cette maladie, et sur les moyens de s'en guérir lorsqu'on en était attaqué; ayant adressé ce mémoire au ministre des travaux publics, avec prière de le faire imprimer s'il l'en jugeait digne, et par suite de nous indemniser si ce mémoire méritait quelque considération, le ministre nous fit écrire par M. le préfet de ce département, de lui envoyer le mémoire, qu'il le soumettrait à l'examen des gens de l'art, qu'il le ferait imprimer, et nous indemniserait s'il y avait lieu.

Ce mémoire était parvenu au ministre avant la réception de sa lettre, et, le lendemain de la réception de celle du préfet, nous en reçûmes une du ministre dans laquelle il nous remerciait de l'envoi en nous disant que c'était à l'académie à prendre l'initiative, que le gouvernement ne devait s'en rapporter qu'à elle seule ; qu'en conséquence il n'y avait pas lieu à faire imprimer le mémoire.

Nous en avons été quitte pour deux francs de port de lettres à titre d'encouragement.

Mais le plus beau de l'affaire c'est qu'au moment où M. le ministre nous annonçait un refus, il faisait imprimer aux frais de l'état et distribuer avec profusion dans les pays envahis par le choléra cette même notice, insérée en outre dans la *Gazette Médicale* de Montpellier ; le *Journal des Débats* du 1er septembre 1855, et autres journaux en font mention.

Quelle grandeur d'âme pour un ministre ! qu'une telle conduite est encourageante ! combien elle inspire d'esprit national !

Plus tard encore nous avons appris par les journaux que le département du Cher était désolé par l'apparition du charançon, du papillon et du moucheron qui dévoraient la substance des blés. Comme ayant quelque connaissance des principes de la physique, nous avions réfléchi sur la cause de l'apparition de ces insectes désolateurs ; nous avions fait un mémoire sur la manière de garantir les blés, lorsqu'ils sont en gerbes et lorsqu'ils sont dans les greniers et magasins, de l'attaque de ces êtres nuisibles ; ces moyens, d'autant plus simples qu'ils n'exigeaient pas de dépenses, nous paraissaient très faciles dans leur exécution. Au surplus nous nous proposions de raisonner le mémoire afin de faire voir que nous n'agissions pas en charlatan, mais selon les principes de la science ; nous prîmes le parti d'adresser une lettre à M. le préfet du Cher, dans laquelle nous lui faisions la proposition de lui adresser notre mémoire, persuadé qu'il rendrait service au pays.

Mais, par une fatalité bizarre, fondée sur le noble désintéressement de M. le préfet du Cher, notre lettre fut refusée parce qu'elle n'était pas affranchie ; poussée jusqu'au bureau central à Paris , elle nous est revenue à la charge de 75 centimes de port, encore à titre d'encouragement.

Nous ne nous permettrons aucune réflexion à ce sujet; nous dirons seulement que ces incidents ne nous ont pas beaucoup encouragé, car nous nous proposions de donner des dissertations ou mémoires : 1° Sur les vices qui existent dans le mode d'éducation de la jeunesse, vices qui nuisent singulièrement au développement des facultés intellectuelles, et au perfectionnement de l'homme considéré comme être moral ; vices auxquels il est facile de remédier sans ajouter aux charges , soit des parents des enfants , soit des maisons d'éducation , ce qui en outre abrégerait le temps des études, et toutes les branches de sciences et d'industrie y gagneraient beaucoup.

2° Sur la cause déterminante de la maladie connue sous le nom d'apoplexie foudroyante, faire voir que ce n'est point une maladie, mais un accident dans le mécanisme de la vie, que par conséquent le remède est plutôt du ressort du physicien que du médecin, qu'il n'y a besoin ni de médecine ni d'opération chirurgicale ; que quand même le souffle de la vie serait éteint, on pourrait rétablir le mouvement par des moyens prompts et simples.

5° Sur la cause déterminante de la paralysie et sur sa guérison, qui regarde plutôt le physicien que le médecin.

4° Sur les cancers qu'il est si facile de guérir sans médecin et sans opération chirurgicale.

5° Sur la peste que nous regardons comme une maladie simple et de facile guérison, etc., etc., etc.

Mais comme nos premiers débuts n'ont pas été heureux, nous avons cru devoir nous abstenir.

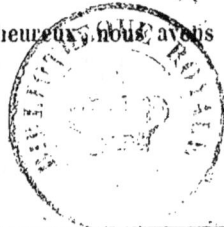

BLOIS, IMP. LE BISSONNAIS.